静脉用药集中调配质量管理规范

中华人民共和国卫生部

人民卫生出版社

图书在版编目(CIP)数据

静脉用药集中调配质量管理规范/中华人民共和国卫生部编著. —北京:人民卫生出版社,2010.6

ISBN 978-7-117-13005-9

Ⅰ.①静… Ⅱ.①中… Ⅲ.①静脉-药物-配置-质量管理-规范-中国 Ⅳ.①R944.1-65

中国版本图书馆 CIP 数据核字(2010)第 085284 号

静脉用药集中调配质量管理规范

编　　著:中华人民共和国卫生部
出版发行:人民卫生出版社(中继线 010-59780011)
地　　址:北京市朝阳区潘家园南里 19 号
邮　　编:100021
E - mail:pmph @ pmph.com
购书热线:010-67605754　010-65264830
010-59787586　010-59787592
印　　刷:三河市宏达印刷有限公司
经　　销:新华书店
开　　本:850×1168　1/32　**印张**:1
字　　数:16 千字
版　　次:2010 年 6 月第 1 版　2010 年10月第 1 版第 2 次印刷
标准书号:ISBN 978-7-117-13005-9/R・13006
定　　价:5.00 元

静脉用药集中调配质量管理规范

（2010年4月20日　卫生部办公厅文件
卫办医政发［2010］62号发布）

为加强医疗机构药事管理，规范临床静脉用药集中调配，提高静脉用药质量，促进静脉用药合理使用，保障静脉用药安全，根据《中华人民共和国药品管理法》和《处方管理办法》，制定本规范。

本规范所称静脉用药集中调配，是指医疗机构药学部门根据医师处方或用药医嘱，经药师进行适宜性审核，由药学专业技术人员按照无菌操作要求，在洁净环境下对静脉用药物进行加药混合调配，使其成为可供临床直接静脉输注使用的成品输液操作过程。静脉用药集中调配是药品调剂的一部分。

本规范是静脉用药集中调配工作质量管理的基本要求，适用于肠外营养液、危害药品和其他静脉用药调剂的全过程。医疗机构其他部门开展集中或者分散临床静脉用药调配，参照本规范执行。

一、医疗机构采用集中调配和供应静脉用药的，应当设置静脉用药调配中心（室）（Pharmacy intravenous admixture service，PIVAS）。肠外营养液和危害药品静脉用药应当实行集中调配与供应。

二、医疗机构集中调配静脉用药应当严格按照《静脉用药集中调配操作规程》（见附件）执行。

三、人员基本要求

（一）静脉用药调配中心（室）负责人，应当具有药学专业本科以上学历，本专业中级以上专业技术职务任职资格，有较丰富的实际工作经验，责任心强，有一定管理能力。

（二）负责静脉用药医嘱或处方适宜性审核的人员，应当具有药学专业本科以上学历、5年以上临床用药或调剂工作经验、药师以上专业技术职务任职资格。

（三）负责摆药、加药混合调配、成品输液核对的人员，应当具有药士以上专业技术职务任职资格。

（四）从事静脉用药集中调配工作的药学专业技术人员，应当接受岗位专业知识培训并经考核合格，定期接受药学专业继续教育。

（五）与静脉用药调配工作相关的人员，每年至少进行一次健康检查，建立健康档案。对患有传染病或者其他可能污染药品的疾病，或患有精神病等其他不宜从事药品调剂工作的，应当调离工作岗位。

四、房屋、设施和布局基本要求

（一）静脉用药调配中心（室）总体区域设计布局、功能室的设置和面积应当与工作量相适应，并能保证洁净区、辅助工作区和生活区的划分，不同区域之间的人流和物流出入走向合理，不同洁净级别区域间应当有防止交叉污染的相应设施。

（二）静脉用药调配中心（室）应当设于人员流动少的安静区域，且便于与医护人员沟通和成品的运送。设置地点应远离各种污染源，禁止设置于地下室或半地下室，周围的环境、路面、植被等不会对静脉用药调配过程造成污染。洁净区采风口应当设置在周围 30 米内环境清洁、无污染地区，离地面高度不低于 3 米。

（三）静脉用药调配中心（室）的洁净区、辅助工作区应当有适宜的空间摆放相应的设施与设备；洁净区应当含一次更衣、二次更衣及调配操作间；辅助工作区应当含有与之相适应的药品与物料贮存、审方打印、摆药准备、成品核查、包装和普通更衣等功能室。

（四）静脉用药调配中心（室）室内应当有足够的照明度，墙壁颜色应当适合人的视觉；顶棚、墙壁、地面应当平整、光洁、防滑，便于清洁，不得有脱落物；洁净区房间内顶棚、墙壁、地面不得有裂缝，能耐受清洗和消毒，交界处应当成弧形，接口严密；所使用的建筑材料应当符合环保要求。

（五）静脉用药调配中心（室）洁净区应当设有温度、湿度、气压等监测设备和通风换气设施，保持静脉用药调配室温度 18℃～26℃，相对湿度 40％～65％，保持一定量新风的送入。

（六）静脉用药调配中心（室）洁净区的洁净标准应当符合国家相关规定，经法定检测部门检测合格后方可投入使用。

各功能室的洁净级别要求：

1. 一次更衣室、洗衣洁具间为十万级；

2. 二次更衣室、加药混合调配操作间为万级；

3. 层流操作台为百级。

其他功能室应当作为控制区域加强管理，禁止非本室人员进出。洁净区应当持续送入新风，并维持正压差；抗生素类、危害药品静脉用药调配的洁净区和二次更衣室之间应当呈 5～10 帕负压差。

（七）静脉用药调配中心（室）应当根据药物性质分别建立不同的送、排（回）风系统。排风口应当处于采风口下风方向，其距离不得小于 3 米或者设置于建筑物的不同侧面。

（八）药品、物料贮存库及周围的环境和设施应当能确保各类药品质量与安全储存，应当分设冷藏、阴凉和常温区域，库房相对湿度40%～65%。二级药库应当干净、整齐，门与通道的宽度应当便于搬运药品和符合防火安全要求。有保证药品领入、验收、贮存、保养、拆外包装等作业相适宜的房屋空间和设备、设施。

（九）静脉用药调配中心（室）内安装的水池位置应当适宜，不得对静脉用药调配造成污染，不设地漏；室内应当设置有防止尘埃和鼠、昆虫等进入的设施；淋浴室及卫生间应当在中心（室）外单独设置，不得设置在静脉用药调配中心（室）内。

五、仪器和设备基本要求

（一）静脉用药调配中心（室）应当有相应的仪器和设备，保证静脉用药调配操作、成品质量和供应服务管理。仪器和设备须经国家法定部门认证合格。

（二）静脉用药调配中心（室）仪器和设备的选型与安装，应当符合易于清洗、消毒和便于操作、维修和保养。衡量器具准确，定期进行校正。维修和保养应当有专门记录并存档。

（三）静脉用药调配中心（室）应当配置百级生物安全柜，供抗生素类和危害药品静脉用药调配使用;设置营养药品调配间,配备百级水平层流洁净台,供肠外营养液和普通输液静脉用药调配使用。

六、药品、耗材和物料基本要求

（一）静脉用药调配所用药品、医用耗材和物料应当按规定由医疗机构药学及有关部门统一采购,应当符合有关规定。

（二）药品、医用耗材和物料的储存应当有适宜的二级库,按其性质与储存条件要求分类定位存放,不得堆放在过道或洁净区内。

（三）药品的贮存与养护应当严格按照《静脉用药集中调配操作规程》等有关规定实施。静脉用药调配所用的注射剂应符合中国药典静脉注射剂质量要求。

（四）静脉用药调配所使用的注射器等器具,应当采用符合国家标准的一次性使用产品,临用前应检查包装,如有损坏或超过有效期的不得使用。

七、规章制度基本要求

（一）静脉用药调配中心(室)应当建立健全各项管理制度、人员岗位职责和标准操作规程。

（二）静脉用药调配中心(室)应当建立相关文书保管制度:自检、抽检及监督检查管理记录;处方医师与静脉用药调配相关药学专业技术人员签名记录文件；调配、质量管理的相关制度与记录文件。

（三）建立药品、医用耗材和物料的领取与验收、储存与养护、按用药医嘱摆发药品和药品报损等管理制度，定期检查落实情况。药品应当每月进行盘点和质量检查，保证账物相符，质量完好。

八、卫生与消毒基本要求

（一）静脉用药调配中心（室）应当制定卫生管理制度、清洁消毒程序。各功能室内存放的物品应当与其工作性质相符合。

（二）洁净区应当每天清洁消毒，其清洁卫生工具不得与其他功能室混用。清洁工具的洗涤方法和存放地点应当有明确的规定。选用的消毒剂应当定期轮换，不会对设备、药品、成品输液和环境产生污染。每月应当定时检测洁净区空气中的菌落数，并有记录。进入洁净区域的人员数应当严格控制。

（三）洁净区应当定期更换空气过滤器。进行有可能影响空气洁净度的各项维修后，应当经检测验证达到符合洁净级别标准后方可再次投入使用。

（四）设置有良好的供排水系统，水池应当干净无异味，其周边环境应当干净、整洁。

（五）重视个人清洁卫生，进入洁净区的操作人员不应化妆和佩戴饰物，应当按规定和程序进行更衣。工作服的材质、式样和穿戴方式，应当与各功能室的不同性质、任务与操作要求、洁净度级别相适应，不得混穿，并应当分别清洗。

（六）根据《医疗废弃物管理条例》制定废弃物处理管理制度，按废弃物性质分类收集，由本机构统一处理。

九、具有医院信息系统的医疗机构，静脉用药调配中心（室）应当建立用药医嘱电子信息系统，电子信息系统应当符合《电子病历基本规范（试行）》有关规定。

（一）实现用药医嘱的分组录入、药师审核、标签打印以及药品管理等，各道工序操作人员应当有身份标识和识别手段，操作人员对本人身份标识的使用负责。

（二）药学人员采用身份标识登录电子处方系统完成各项记录等操作并予确认后，系统应当显示药学人员签名。

（三）电子处方或用药医嘱信息系统应当建立信息安全保密制度，医师用药医嘱及调剂操作流程完成并确认后即为归档，归档后不得修改。

静脉用药调配中心（室）应当逐步建立与完善药

学专业技术电子信息支持系统。

十、静脉用药调配中心（室）由医疗机构药学部门统一管理。医疗机构药事管理组织与质量控制组织负责指导、监督和检查本规范、操作规程与相关管理制度的落实。

十一、医疗机构应当制定相关规章制度与规范，对静脉用药集中调配的全过程进行规范化质量管理。

（一）医师应当按照《处方管理办法》有关规定开具静脉用药处方或医嘱；药师应当按《处方管理办法》有关规定和《静脉用药集中调配操作规程》，审核用药医嘱所列静脉用药混合配伍的合理性、相容性和稳定性，对不合理用药应当与医师沟通，提出调整建议。对于用药错误或不能保证成品输液质量的处方或用药医嘱，药师有权拒绝调配，并做记录与签名。

（二）摆药、混合调配和成品输液应当实行双人核对制；集中调配要严格遵守本规范和标准操作规程，不得交叉调配；调配过程中出现异常应当停止调配，立即上报并查明原因。

（三）静脉用药调配每道工序完成后，药学人员应当按操作规程的规定，填写各项记录，内容真实、数据完整、字迹清晰。各道工序与记录应当有完整的备份输液标签，并应当保证与原始输液标签信息相一致，备份文件应当保存1年备查。

（四）医师用药医嘱经药师适宜性审核后生成输液标签，标签应当符合《处方管理办法》规定的基本内容，并有各岗位人员签名的相应位置。书写或打印的标签字迹应当清晰，数据正确完整。

（五）核对后的成品输液应当有外包装，危害药品应当有明显标识。

（六）成品输液应当置入各病区专用密封送药车，加锁或贴封条后由工人递送。递送时要与药疗护士有书面交接手续。

十二、药师在静脉用药调配工作中，应遵循安全、有效、经济的原则，参与临床静脉用药治疗，宣传合理用药，为医护人员和患者提供相关药物信息与咨询服务。如在临床使用时有特殊注意事项，药师应当向护士作书面说明。

十三、医疗机构静脉用药调配中心（室）建设应当符合本规范相关规定。由县级和设区的市级卫生行政部门核发《医疗机构执业许可证》的医疗机构，设置静脉用药调配中心（室）应当通过设区的市级卫生行政部门审核、验收、批准，报省级卫生行政部门备案；由省级卫生行政部门核发《医疗机构执业许可证》的医疗机构，设置静脉用药调配中心（室）应当通过省级卫生行政部门审核、验收、批准。

十四、本规范下列用语的含义。

（一）危害药品：是指能产生职业暴露危险或者危害的药品，即具有遗传毒性、致癌性、致畸性，或对生育有损害作用以及在低剂量下可产生严重的器官或其他方面毒性的药品，包括肿瘤化疗药品和细胞毒药品。

（二）成品输液：按照医师处方或用药医嘱，经药师适宜性审核，通过无菌操作技术将一种或数种静脉用药品进行混合调配，可供临床直接用于患者静脉输注的药液。

（三）输液标签：依据医师处方或用药医嘱经药师适宜性审核后生成的标签，其内容应当符合《处方管理办法》有关规定：应当有患者与病区基本信息、医师用药医嘱信息、其他特殊注意事项以及静脉用药调配各岗位操作人员的信息等。

（四）交叉调配：系指在同一操作台面上进行两组（袋、瓶）或两组以上静脉用药混合调配的操作流程。

附件：静脉用药集中调配操作规程

附件

静脉用药集中调配操作规程

一、静脉用药调配中心（室）工作流程

临床医师开具静脉输液治疗处方或用药医嘱→用药医嘱信息传递→药师审核→打印标签→贴签摆药→核对→混合调配→输液成品核对→输液成品包装→分病区放置于密闭容器中、加锁或封条→由工人送至病区→病区药疗护士开锁（或开封）核对签收→给患者用药前护士应当再次与病历用药医嘱核对→给患者静脉输注用药。

二、临床医师开具处方或用药医嘱

医师依据对患者的诊断或治疗需要，遵循安全、有效、经济的合理用药原则，开具处方或用药医嘱，其信息应当完整、清晰。

病区按规定时间将患者次日需要静脉输液的长期医嘱传送至静脉用药调配中心（室）。临时静脉用药医嘱调配模式由各医疗机构按实际情况自行规定。

三、审核处方或用药医嘱操作规程

负责处方或用药医嘱审核的药师逐一审核患者静脉输液处方或医嘱，确认其正确性、合理性与完整性。主要包括以下内容。

（一）形式审查：处方或用药医嘱内容应当符合《处方管理办法》、《病例书写基本规范》的有关规定，书写正确、完整、清晰，无遗漏信息。

（二）分析鉴别临床诊断与所选用药品的相符性。

（三）确认遴选药品品种、规格、给药途径、用法、用量的正确性与适宜性，防止重复给药。

（四）确认静脉药物配伍的适宜性，分析药物的相容性与稳定性。

（五）确认选用溶媒的适宜性。

（六）确认静脉用药与包装材料的适宜性。

（七）确认药物皮试结果和药物严重或者特殊不良反应等重要信息。

（八）需与医师进一步核实的任何疑点或未确定的内容。

对处方或用药医嘱存在错误的，应当及时与处方医师沟通，请其调整并签名。因病情需要的超剂量等特殊用药，医师应当再次签名确认。对用药错误或者不能保证成品输液质量的处方或医嘱应当拒绝调配。

四、打印标签与标签管理操作规程

（一）经药师适宜性审核的处方或用药医嘱，汇总数据后以病区为单位，将医师用药医嘱打印成输液处方标签（简称：输液标签）。核对输液标签上患者姓名、病区、床号、病历号、日期，调配日期、时间、有效期，将输液标签按处方性质和用药时间顺序排列后，放置于不同颜色（区分批次）的容器内，以方便调配操作。

（二）输液标签由电脑系统自动生成编号，编号方法由各医疗机构自行确定。

（三）打印输液标签，应当按照《静脉用药集中调配质量管理规范》有关规定采用电子处方系统运作或者采用同时打印备份输液标签方式。输液标签贴于输液袋（瓶）上，备份输液标签应当随调配流程，并由各岗位操作人员签名或盖签章后，保存1年备查。

（四）输液标签内容除应当符合相关的规定外，还应当注明需要特别提示的下列事项：

1. 按规定应当做过敏性试验或者某些特殊性质药品的输液标签，应当有明显标识；

2. 药师在摆药准备或者调配时需特别注意的事项及提示性注解，如用药浓度换算、非整瓶（支）使用药品的实际用量等；

3. 临床用药过程中需特别注意的事项，如特殊滴速、避光滴注、特殊用药监护等。

五、贴签摆药与核对操作规程

（一）摆药前药师应当仔细阅读、核查输液标签是否准确、完整，如有错误或不全，应当告知审方药师校对纠正。

（二）按输液标签所列药品顺序摆药，按其性质、不同用药时间，分批次将药品放置于不同颜色的容器内；按病区、按药物性质不同放置于不同的混合调配区内。

（三）摆药时需检查药品的品名、剂量、规格等是否符合标签内容，同时应当注意药品的完好性及有效期，并签名或者盖签章。

（四）摆药注意事项：

1. 摆药时，确认同一患者所用同一种药品的批号相同；

2. 摆好的药品应当擦拭清洁后，方可传递入洁净室，但不应当将粉针剂西林瓶盖去掉；

3. 每日应当对用过的容器按规定进行整理擦洗、消毒，以备下次使用。

（五）摆药准备室补充药品：

1. 每日完成摆药后，应当及时对摆药准备室短缺的药品进行补充，并应当校对；

2．补充的药品应当在专门区域拆除外包装，同时要核对药品的有效期、生产批号等，严防错位，如有尘埃，需擦拭清洁后方可上架；

3．补充药品时，应当注意药品有效期，按先进先用、近期先用的原则；

4．对氯化钾注射液等高危药品应当有特殊标识和固定位置。

（六）摆药核对操作规程：

1．将输液标签整齐地贴在输液袋（瓶）上，但不得将原始标签覆盖；

2．药师摆药应当双人核对，并签名或盖签章；

3．将摆有注射剂与贴有标签的输液袋（瓶）的容器通过传递窗送入洁净区操作间，按病区码放于药架（车）上。

六、静脉用药混合调配操作规程

（一）调配操作前准备：

1．在调配操作前30分钟，按操作规程启动洁净间和层流工作台净化系统，并确认其处于正常工作状态，操作间室温控制于18℃～26℃、湿度40％～65％、室内外压差符合规定，操作人员记录并签名；

2．接班工作人员应当先阅读交接班记录，对有关问题应当及时处理；

3. 按更衣操作规程，进入洁净区操作间，首先用蘸有75%乙醇的无纺布从上到下、从内到外擦拭层流洁净台内部的各个部位。

（二）将摆好药品容器的药车推至层流洁净操作台附近相应的位置。

（三）调配前的校对：调配药学技术人员应当按输液标签核对药品名称、规格、数量、有效期等的准确性和药品完好性，确认无误后，进入加药混合调配操作程序。

（四）调配操作程序：

1. 选用适宜的一次性注射器，拆除外包装，旋转针头连接注射器，确保针尖斜面与注射器刻度处于同一方向，将注射器垂直放置于层流洁净台的内侧；

2. 用75%乙醇消毒输液袋（瓶）的加药处，放置于层流洁净台的中央区域；

3. 除去西林瓶盖，用75%乙醇消毒安瓿瓶颈或西林瓶胶塞，并在层流洁净台侧壁打开安瓿，应当避免朝向高效过滤器方向打开，以防药液喷溅到高效过滤器上；

4. 抽取药液时，注射器针尖斜面应当朝上，紧靠安瓿瓶颈口抽取药液，然后注入输液袋（瓶）中，轻轻摇匀；

5. 溶解粉针剂，用注射器抽取适量静脉注射用溶媒，注入于粉针剂的西林瓶内，必要时可轻轻摇动（或置震荡器上）助溶，全部溶解混匀后，用同一注射器抽出药液，注入输液袋（瓶）内，轻轻摇匀；

6. 调配结束后，再次核对输液标签与所用药品名称、规格、用量，准确无误后，调配操作人员在输液标签上签名或者盖签章，标注调配时间，并将调配好的成品输液和空西林瓶、安瓿与备份输液标签及其他相关信息一并放入筐内，以供检查者核对；

7. 通过传递窗将成品输液送至成品核对区，进入成品核对包装程序；

8. 每完成一组输液调配操作后，应当立即清场，用蘸有 75％乙醇的无纺布擦拭台面，除去残留药液，不得留有与下批输液调配无关的药物、余液、用过的注射器和其他物品。

（五）每天调配工作结束后，按本规范和操作规程的清洁消毒操作程序进行清洁消毒处理。

（六）静脉用药混合调配注意事项：

1. 不得采用交叉调配流程；

2. 静脉用药调配所用的药物，如果不是整瓶（支）用量，则必须将实际所用剂量在输液标签上明显标识，以便校对；

3. 若有两种以上粉针剂或注射液需加入同一输液时，应当严格按药品说明书要求和药品性质顺序加入；对肠外营养液、高危药品和某些特殊药品的调配，应当制定相关的加药顺序调配操作规程；

4. 调配过程中，输液出现异常或对药品配伍、操作程序有疑点时应当停止调配，报告当班负责药师查明原因，或与处方医师协商调整用药医嘱；发生调配错误应当及时纠正，重新调配并记录；

5. 调配操作危害药品注意事项：

(1)危害药品调配应当重视操作者的职业防护，调配时应当拉下生物安全柜防护玻璃，前窗玻璃不可高于安全警戒线，以确保负压；

(2)危害药品调配完成后，必须将留有危害药品的西林瓶、安瓿等单独置于适宜的包装中，与成品输液及备份输液标签一并送出，以供核查；

(3)调配危害药品用过的一次性注射器、手套、口罩及检查后的西林瓶、安瓿等废弃物，按规定由本医疗机构统一处理；

(4)危害药品溢出处理按照相关规定执行。

七、成品输液的核对、包装与发放操作规程

(一) 成品输液的检查、核对操作规程：

1. 检查输液袋(瓶)有无裂纹，输液应无沉淀、变色、异物等；

2. 进行挤压试验，观察输液袋有无渗漏现象，

尤其是加药处；

3. 按输液标签内容逐项核对所用输液和空西林瓶与安瓿的药名、规格、用量等是否相符；

4. 核检非整瓶（支）用量的患者的用药剂量和标识是否相符；

5. 各岗位操作人员签名是否齐全，确认无误后核对者应当签名或盖签章；

6. 核查完成后，空安瓿等废弃物按规定进行处理。

（二）经核对合格的成品输液，用适宜的塑料袋包装，按病区分别整齐放置于有病区标记的密闭容器内，送药时间及数量记录于送药登记本。在危害药品的外包装上要有醒目的标记。

（三）将密闭容器加锁或加封条，钥匙由调配中心和病区各保存一把，配送工人及时送至各病区，由病区药疗护士开锁或启封后逐一清点核对，并注明交接时间，无误后，在送药登记本上签名。

八、静脉用药调配所需药品与物料领用管理规程

（一）药品、物料的请领、保管与养护应当有专人负责。

（二）药品的请领：

1. 静脉用药调配中心（室）药品的请领应当根据每日消耗量，填写药品请领单，定期向药库请领，

药品请领单应当有负责人或指定人员签名；

2. 静脉用药调配中心（室）不得调剂静脉用药调配以外的处方；

3. 静脉用药调配中心（室）不得直接对外采购药品，所需的药品一律由药学部门药品科（库）统一采购供应。

（三）药品的验收：

1. 负责二级药库管理的药师应当依据药品质量标准、请领单、发药凭证与实物逐项核对，包括品名、规格、数量及有效期是否正确，药品标签与包装是否整洁、完好，核对合格后，分类放置于相应的固定货位，并在发药凭证上签名；

2. 凡对药品质量有质疑、药品规格数量不符、药品过期或有破损等，应当及时与药品科（库）沟通，退药或更换，并做好记录。

（四）药品的储存管理与养护：

1. 药库应当干净、整齐，地面平整、干燥，门与通道的宽度应当便于搬运药品和符合防火安全要求；药品储存应当按“分区分类、货位编号”的方法进行定位存放，按药品性质分类集中存放；对高危药品应设置显著的警示标志；并应当做好药库温湿度的监测与记录；

2. 药库具备确保药品与物料储存要求的温湿度条件：常温区域 10℃～30℃，阴凉区域不高于 20℃，冷藏区域2℃～8℃，库房相对湿度40%～65%；

3. 药品堆码与散热或者供暖设施的间距不小于30厘米，距离墙壁间距不少于20厘米，距离房顶及地面间距不小于10厘米；

4. 规范药品堆垛和搬运操作，遵守药品外包装图示标志的要求，不得倒置存放；

5. 每种药品应当按批号及有效期远近依次或分开堆码并有明显标志，遵循"先产先用"、"先进先用"、"近期先用"和按批号发药使用的原则；

6. 对不合格药品的确认、报损、销毁等应当有规范的制度和记录。

（五）已建立医院信息系统的医疗机构，应当建立电子药品信息管理系统，药品存量应当与一级库建立电子网络传递联系，加强药品成本核算和账务管理制度。

（六）静脉用药调配中心（室）所用药品应当做到每月清点，账物相符，如有不符应当及时查明原因。

（七）注射器和注射针头等物料的领用、管理应当按本规范的有关规定和参照药品请领、验收管理办法实施，并应当与药品分开存放。

九、电子信息系统调配静脉用药规程

（一）电子信息系统静脉用药调配流程：

1. 由医师按照《处方管理办法》和《电子病历基本规范(试行)》有关规定,负责将患者处方或用药医嘱分组录入电脑;

2. 将静脉输液医嘱直接传递至静脉用药调配中心(室);

3. 经药师审核处方或用药医嘱的适宜性后,自动生成输液标签及备份输液标签或采用电子处方信息系统记录,上述标签或记录均应当有各道工序操作人员的信息。

(二) 建立电子药品信息管理系统。处方或用药医嘱打印成输液标签,并在完成调配操作流程后,自动减去处方组成药品在二级库所存药品数量,做到账物相符,并自动形成药品月收支结存报表。

十、静脉用药调配中心(室)人员更衣操作规程

(一) 进出静脉用药调配中心(室)更衣规程。进出静脉用药调配中心(室)应当更换该中心(室)工作服、工作鞋并戴发帽。非本中心(室)人员未经中心(室)负责人同意,不得进入。

(二) 进入十万级洁净区规程(一更):

1. 换下普通工作服和工作鞋,按六步手清洁消毒法消毒手并烘干;

2. 穿好指定服装并戴好发帽、口罩。

（三）进入万级洁净区规程（二更）：

1. 更换洁净区专用鞋、洁净隔离服；

2. 手消毒，戴一次性手套。

（四）离开洁净区规程：

1. 临时外出：在二更室脱下洁净隔离服及帽子、口罩整齐放置，一次性手套丢入污物桶内；在一更室应当更换工作服和工作鞋；

2. 重新进入洁净区时，必须按以上更衣规定程序进入洁净区；

3. 当日调配结束时，脱下的洁净区专用鞋、洁净隔离服进行常规消毒，每周至少清洗2次；一次性口罩、手套一并丢入污物桶。

十一、静脉用药调配中心（室）清洁、消毒操作规程

（一）地面消毒剂的选择与制备：

1. 次氯酸钠，为5%的强碱性溶液，用于地面消毒为1%溶液，本溶液须在使用前新鲜配制，处理/分装高浓度5%次氯酸钠溶液时，必须戴厚口罩和防护手套；

2. 季铵类阳离子表面活性剂，有腐蚀性；禁与肥皂水及阴离子表面活性剂联合使用，应当在使用前新鲜配制；

3. 甲酚皂溶液，有腐蚀性，用于地面消毒为5%溶液，应当在使用前新鲜配制。

（二）静脉用药调配中心（室）清洁与卫生管理其他规定：

1. 各操作室不得存放与该室工作性质无关的物品，不准在静脉用药调配中心（室）用餐或放置食物；

2. 每日工作结束后应当及时清场，各种废弃物必须每天及时处理。

（三）非洁净区的清洁、消毒操作程序：

1. 每日工作结束后，用专用拖把擦洗地面，用常水擦拭工作台、凳椅、门框及门把手、塑料筐等；

2. 每周消毒一次地面和污物桶：先用常水清洁，待干后，再用消毒液擦洗地面及污物桶内外，15分钟以后再用常水擦去消毒液；

3. 每周一次用75%乙醇擦拭消毒工作台、成品输送密闭容器、药车、不锈钢设备、凳椅、门框及门把手。

（四）万级洁净区清洁、消毒程序：

1. 每日的清洁、消毒：调配结束后，用常水清洁不锈钢设备，层流操作台面及两侧内壁，传递窗顶部、两侧内壁、把手及台面，凳椅，照明灯开关等，待挥干后，用75%乙醇擦拭消毒；

2. 每日按规定的操作程序进行地面清洁、消毒；

3. 墙壁、顶棚每月进行一次清洁、消毒，操作程序同上。

（五）清洁、消毒注意事项：

1. 消毒剂应当定期轮换使用；

2. 洁净区和一般辅助工作区的清洁工具必须严格分开，不得混用；

3. 清洁、消毒过程中，不得将常水或消毒液喷淋到高效过滤器上；

4. 清洁、消毒时，应当按从上到下、从里向外的程序擦拭，不得留有死角；

5. 用常水清洁时，待挥干后，才能再用消毒剂擦拭，保证清洁、消毒效果。

十二、生物安全柜的操作规程

生物安全柜属于垂直层流台，通过层流台顶部的高效过滤器，可以过滤 99.99％的 0.3μm 以上的微粒，使操作台空间形成局部 100 级的洁净环境，并且通过工作台面四周的散流孔回风形成相对负压，因此，不应当有任何物体阻挡散流孔，包括手臂等。用于调配危害药品的生物安全柜，应当加装活性炭过滤器用于过滤排出的有害气体。

（一）清洁与消毒：

1. 每天在操作开始前，应当使用 75％的乙醇擦拭工作区域的顶部、两侧及台面，顺序应当从上到下，从里向外；

2. 在调配过程中，每完成一份成品输液调配后，应当清理操作台上废弃物，并用常水擦拭，必要时再用 75%的乙醇消毒台面；

3. 每天操作结束后，应当彻底清场，先用常水清洁，再用 75%乙醇擦拭消毒；

4. 每天操作结束后应当打开回风槽道外盖，先用蒸馏水清洁回风槽道，再用 75%乙醇擦拭消毒。

（二）生物安全柜的操作与注意事项：

1. 有 1 至 2 位调配人员提前半小时先启动生物柜循环风机和紫外线灯，关闭前窗至安全线处，30 分钟后关闭紫外线灯，然后用 75%乙醇擦拭生物安全柜顶部、两侧及台面，顺序为从上到下、从里到外进行消毒，然后打开照明灯后方可进行调配；

2. 紫外线灯启动期间，不得进行调配，工作人员应当离开操作间；

3. 紫外线灯应当定期检测，如达不到灭菌效果时，应当及时更换灯管；

4. 所有静脉用药调配必须在离工作台外沿 20 厘米，内沿 8～10 厘米，并离台面至少 10 厘米区域内进行；

5. 调配时前窗不可高过安全警戒线，否则，操作区域内不能保证负压，可能会造成药物气雾外散，对工作人员造成伤害或污染洁净间；

6. 生物安全柜的回风道应当定期用蒸馏水擦拭清洁后，再用75%乙醇消毒；

7. 生物安全柜每月应当做一次沉降菌监测，方法：将培养皿打开，放置在操作台上半小时，封盖后进行细菌培养，菌落计数；

8. 生物安全柜应当根据自动监测指示，及时更换过滤器的活性炭。

（三）每年应当对生物安全柜进行各项参数的检测，以保证生物安全柜运行质量，并保存检测报告。

十三、水平层流洁净台操作规程

（一）物品在水平层流洁净台的正确放置与操作，是保证洁净台工作质量的重要因素。从水平层流洁净台吹出来的空气是经过高效过滤器过滤，可除去99.99%直径0.3μm以上的微粒，并确保空气的流向及流速。用于静脉用药调配操作的水平层流台的进风口应当处于工作台的顶部，这样可保证最洁净的空气先进入工作台，工作台的下部支撑部分可确保空气流通。此类层流洁净台只能用于调配对工作人员无伤害的药物，如电解质类药物、肠外营养药等。

（二）清洁与消毒：

1. 每天在操作开始前，有1至2位调配人员提前启动水平层流台循环风机和紫外线灯，30分钟后关闭紫外灯，再用75%乙醇擦拭层流洁净台顶部、两侧及台面，顺序为从上到下，从里向外进行消毒；然后打开照明灯后方可进行调配；

2. 在调配过程中，每完成一份成品输液调配后，应当清理操作台上废弃物，并用常水清洁，必要时再用75%的乙醇消毒台面；

3. 每天调配结束后，应当彻底清场，先用常水清洁，再用75%乙醇擦拭消毒。

（三）水平层流洁净台的操作与注意事项：

1. 水平层流洁净台启动半小时后方可进行静脉用药调配；

2. 应当尽量避免在操作台上摆放过多的物品，较大物品之间的摆放距离宜约为15厘米；小件物品之间的摆放距离约为5厘米；

3. 洁净工作台上的无菌物品应当保证第一时间洁净的空气从其流过，即物品与高效过滤器之间应当无任何物体阻碍，也称“开放窗口”；

4. 避免任何液体物质溅入高效过滤器，高效过滤器一旦被弄湿，很容易产生破损及滋生霉菌；

5. 避免物体放置过于靠近高效过滤器，所有的操作应当在工作区内进行，不要把手腕或胳膊肘放置在洁净工作台上，随时保持“开放窗口”；

6. 避免在洁净间内剧烈的动作，避免大声喧哗，应当严格遵守无菌操作规则；

7. 水平层流洁净台可划分为3个区域：

(1)内区，最靠近高效过滤器的区域，距离高效过滤器10～15厘米，适宜放置已打开的安瓿和其他一些已开包装的无菌物体；

(2)工作区，即工作台的中央部位，离洁净台边缘10～15厘米，所有的调配应当在此区域完成；

(3)外区，从台边到15～20厘米距离的区域，可用来放置有外包装的注射器和其他带外包装的物体(应尽量不放或少放)。

8. 安瓿用砂轮切割和西林瓶的注射孔盖子打开后，应当用75％乙醇仔细擦拭消毒，去除微粒，打开安瓿的方向应当远离高效过滤器；

9. 水平层流洁净台每周应当做一次动态浮游菌监测，方法：将培养皿打开，放置在操作台上半小时，封盖后进行细菌培养，菌落计数。

(四) 每年应对水平层流洁净台进行各项参数的检测，以保证洁净台运行质量，并保存检测报告。

十四、其他

医疗机构开展其他集中或者分散的临床静脉用药调配，参照以上各项有关操作规程执行，具体实施规程由各医疗机构负责制定。